EAUX MINÉRALES
DE
SALINS DU JURA
BROMO-CHLORURÉES-SODIQUES

NOTICE MÉDICALE
INDICATIONS ET CONTRE-INDICATIONS

PAR LE

D J. GUYENOT

Ancien Interne des Hôpitaux de Lyon,
Ancien Chef de Clinique médicale à l'Ecole de Médecine de Lyon,
Médecin honoraire des hôpitaux civils de Lyon,
Membre honoraire de la Société des Sciences médicales de Lyon,
de la Société médico-chirurgicale des Hôpitaux,
Correspondant national de la Société d'Hydrologie de Paris,
de la Société de Thérapeutique de Paris, etc., etc.
MÉDECIN-CONSULTANT DE SALINS, 23e ANNÉE

VICHY
IMPRIMERIE WALLON

1892

EAUX MINÉRALES

DE

SALINS DU JURA

BROMO-CHLORURÉES SODIQUES

EAUX MINÉRALES
DE
SALINS DU JURA
BROMO-CHLORURÉES-SODIQUES

NOTICE MÉDICALE
INDICATIONS ET CONTRE-INDICATIONS

PAR LE

Dr J. GUYENOT

Ancien Interne des Hôpitaux de Lyon,
Ancien Chef de Clinique médicale à l'Ecole de Médecine de Lyon,
Médecin honoraire des hôpitaux civils de Lyon,
Membre honoraire de la Société des Sciences médicales de Lyon,
de la Société médico-chirurgicale des Hôpitaux,
Correspondant national de la Société d'Hydrologie de Paris,
de la Société de Thérapeutique de Paris, etc., etc.
MÉDECIN-CONSULTANT DE SALINS, 23e ANNÉE

VICHY
IMPRIMERIE WALLON

1892

NOTICE MÉDICALE

SUR LES

EAUX BROMO-CHLORURÉES SODIQUES

DE

SALINS DU JURA

I

LES SOURCES

Les eaux salées, dont dérive le nom de la ville de Salins, furent connues dès la plus haute antiquité. Il est très probable, qu'à cette époque reculée ces eaux sortaient à la surface des terrains, à travers une couche beaucoup moins épaisse d'alluvion et d'attérissement. Les efflorescences et les cristaux de sel déposés par évaporation spontanée durent d'abord éveiller l'attention. Puis, successivement, ces eaux furent employées à faire des salaisons, ensuite à fabriquer du sel. Ce ne fut que bien plus tard, sous la domination romaine, que vint leur emploi comme remède. Dès cette période, les malades vinrent de très loin pour se baigner et guérir. Les premiers vestiges de station balnéaire furent effacés par les luttes sanglantes et incessantes du moyen-âge, et il faut arriver jusqu'à nos jours, pour voir enfin utiliser les précieuses ressources fournies par la constitution du sol jurassique.

L'existence de bancs de sel gemme immergés par des eaux qui, des profondeurs de la terre, viennent ensuite sourdre à la surface, inspira l'idée d'arriver directement jusqu'à ces couches ; des trous de sonde furent pratiqués et réalisèrent le progrès désiré. La quantité d'eau salée fut dès lors suffisante pour permettre de préparer à chaud, par évaporation directe, le sel de cuisine. Parmi les sources ainsi obtenues, il en est trois, voisines l'une de l'autre, qui sortent de la roche dolomitique et se réunissent en une seule, la *Source de l'Etablissement*. Celle-ci est seule utilisée pour le traitement thermal. Sa profondeur est d'environ 250 mètres, et elle fournit 340.000 litres d'eau par vingt-quatre heures. L'eau minérale est froide, et a une température moyenne de 12°. Une machine hydraulique la distribue dans l'Etablissement. Un bassin de 28,000 hectolitres, construit en dehors de l'Etablissement, auquel le relie un syphon ingénieusement conçu, assure le service, dans les cas fort rares où le moteur hydraulique viendrait momentanément à ne pas fonctionner.

Enfin, la propriété exclusive de toute les eaux-mères des Salines de l'Est, permet de suffire à toutes les exigences de la station la plus fréquentée, et de l'exportation la plus importante d'eaux mères et de sels d'eaux mères.

C'est en 1859, que Monsieur de Grimaldi, alors administrateur des Salines de l'Est, créa le bel Etablissement qui le dispute à ce qu'il y a de mieux en France, et que des améliorations réalisées avec persévérance par la Compagnie actuellement propriétaire de ces Thermes, ont toujours tenu au courant du progrès de la science hydraulique (1). Aussi, médecins et baigneurs ont pu se convaincre que la station de Salins possède largement l'équivalent des stations si vantées de Kreuznach et de Nauheim, et que pas n'est besoin d'aller à grands frais demander à l'Allemagne ce que nous avons chez nous.

En effet, la station, située au centre d'une ville de sept mille âmes, offre toutes les ressources matérielles désirables ; parfaitement agencée, tant au point de vue de la cure qu'à celui du confort, elle réalise un ensemble dont ne se doutent guère ceux qui s'en rapportent à d'anciens souvenirs.

II

COMPOSITION ET ANALYSE DES EAUX

Au point de vue de leur minéralisation, les eaux de Salins-du-Jura seraient déjà à la tête des eaux salines, en raison de la grande quantité de chlorure de sodium ou sel commun qu'elles contiennent (22 grammes par litre), si elles ne renfermaient pas en même temps un autre sel bien plus précieux, dont la nature s'est montrée très avare dans la composition des eaux minérales : le bromure de potassium.

(1) Voir à l'*Appendice* les détails sur l'organisation de l'Etablissement.

Les eaux bromurées, d'une si grande importance thérapeuthique, sont, en effet, fort rares et ne comptent en réalité que trois stations en Europe : Kreuznach en Allemagne, Salins-du-Jura et Salies-du-Béarn en France.

De ces trois sources, toutes richement minéralisées, celles de France méritent incontestablement la préférence, parce que les bromures qu'on y rencontre sont calciques en Allemagne, magnésiens à Salies et potassiques à Salins. Cette différence explique pourquoi les effets résolutifs sont plus difficilement obtenus à Kreuznach ; pourquoi l'excitation nerveuse y est plus marquée qu'à Salies, et surtout qu'à Salins où l'action sédative du bromure de potassium — le plus énergique de tous les bromures — calme l'éréthisme nerveux, de telle façon que les sujets qui ne peuvent supporter la mer, y subissent sans fièvre et presque sans fatigue une cure même sévère. L'heureuse combinaison des principes salins de ces eaux, leur richesse, la facilité d'en graduer l'énergie par l'addition des eaux-mères, ne peuvent être trop signalées.

Les analyses de l'eau de la source, des eaux-mères et des sels, faites par Réveil, donnent les chiffres suivants :

L'eau de la source marque 4° à l'aréomètre et contient pour 1.000 grammes :

Iodure de sodium...	Traces
Bromure de potassium............	0 gr. 03065
Chlorure de potassium...........	0 gr. 25662
Chlorure de magnésium..........	0 gr. 87012
Carbonate de chaux..............	Traces
Carbonate de magnésium..........	id.
Sulfate de chaux................	1 gr. 41666
Sulfate de potasse...............	0 gr. 68080
Chlorure de sodium..............	22 gr. 74515
C'est-à-dire un peu de plus de	26 gr. par litre.

C'est, par rapport au chlorure de sodium :

16 gr. 92 de plus qu'à Kreutznach.
13 gr. 27 de plus qu'à Kissengen.
12 gr. 43 de plus qu'à Hombourg.
12 gr. 00 de plus qu'à Salins-Moutiers.

Cette eau s'emploie ainsi, à sa température naturelle, pour l'hydrothérapie et pour la boisson. Chauffée à la température du bain, elle sert seule ou renforcée par l'addition des eaux-mères.

Ces eaux-mères contiennent par 1,000 grammes.

Iodure de sodium...........	traces
Bromure de potassium......	2 gr. 8420
Sulfate de potasse...........	65 gr. 5856
Sulfate de soude............	22 gr. 0600
Chlorure de sodium...	168 gr. 0400
Peroxyde de fer.............	traces
Eau, par différence,........	680 gr. 5610
	1000 gr. 0000

Si bien qu'en admettant, ce qui est au-dessous de la réalité, qu'un litre d'eau-mère ne pèse que 1,000 grammes, un bain de deux hectolitres de cette eau contiendrait les proportions énormes suivantes :

Bromure de potassium..........	568 gr. 4000
Sulfate de potasse...............	13 kil. 117 gr. 1200
Sulfate de soude:	4 kil. 412 gr. 0000
Chlorure de magnésium.........	12 kil. 181 gr. 6800
Chlorure de sodium.............	33 kil. 608 gr. 0000

Ce qui ferait un bain contenant 63 kil. 887 gr. 2000 de sels minéraux, c'est-à-dire une dose qui dépasse de beaucoup les limites de l'emploi médical. D'autre part, le bain d'eau de la source sans addition d'eaux-mères, contenant 6 g. 13 de bromure et 4 kil. 549 g. de chlorure de sodium, peut être affaibli par l'eau simple ; si bien qu'on est en droit d'affirmer que la minéralisation peut être graduée à volonté, suivant le besoin.

En outre, la chaleur n'altère pas l'eau de la source comme le démontre la composition des eaux-mères l'analyse des sels médicamenteux qu'on obtient en poussant l'évaporation jusqu'à siccité. Ces sels sont une ressource précieuse pour continuer à domicile une cure commencée à la station.

Ces sels contiennent, en effet, par 1000 grammes analyse de M. Réveil) :

	Iodure de sodium	Traces
	Bromure de potassium	6 gr. 6762
	Sulfate de potasse	19 gr. 7020
	Sulfate de soude	224 gr. 1650
	Chlorure de magnésium	142 gr. 5258
	Chlorure de sodium	433 gr. 3286
Matières insolubles	Sesqui-oxyde de fer	Traces
	Trace de silice	Id.
	Carbonate de chaux	Id.
	Carbonate de magnésie	0 gr. 2000
	Organiques	0 gr. 0800
	Eau, par différence	173 gr. 3260

Pour achever cette étude sommaire sur la composition des eaux de Salins, il reste à la comparer à celle de la mer. L'absorption par la respiration des vapeurs salines de l'atmosphère maritime, constitue une médication sérieuse que nous ne possédons qu'à un faible degré à l'intérieur, mais en revanche, la minéralisation reste ici encore à l'avantage de Salins.

Un bain de même quantité (2 hectolitres), contient en effet :

A LA MER		A SALINS	
Chlorure de sodium	5 k. 140	Chlorure sodium	7 k. 800
Bromure de sodium, Id. de calcium, Id. de potass. (réunis)	26	Bromure potassium	61

Inutile d'ajouter qu'on peut augmenter avec les eaux-mères, pour ainsi dire à volonté, cette proportion. De plus, la température à Salins varie selon les besoins, ce qui n'existe pas à la mer. En outre, l'eau de la mer n'est jamais tolérée par l'estomac d'une manière suivie comme à Salins. La mer produit une action plus excitante et moins profondément résolutive, dont nous ne voulons pas nier l'utilité ; mais c'est à des malades différents que ces médications, plus différentes qu'on ne le croit, doivent être appliquées.

III

ACTION THÉRAPEUTIQUE

INDICATIONS ET CONTRE-INDICATIONS DES EAUX DE SALINS

Les deux principes dominants des eaux de Salins, les bromures et les chlorures, par leur action bien connue, font pressentir les indications de leur emploi, que l'expérience a si hautement confirmées.

Les chlorures, en effet, et celui de sodium en particulier, sont les principes minéraux les plus répandus dans l'organisme humain. Ces sels viennent-ils à faire défaut, des phénomènes de chlorose avec pâleur, faiblesse, œdème, ne tardent pas à apparaître ; tandis que leur absorption excite l'appétit, active les sécrétions, facilite la dissolution des albuminoïdes, accroît la proportion des hématies, en même temps qu'elle favorise l'expulsion des principes azotés comburés.

Les bromures, d'autres part, et principalement celui de potassium, par l'action résolutive qu'ils exercent sur le tissu glandulaire, sur les glandes vasculaires sanguines, sur les ganglions lymphatiques, sans exposer aux accidents de l'iodisme, sont les plus puissants régénérateurs de l'hématopoièse, que leur influence sédative sur le système nerveux régularise encore. Les eaux qui contiennent ces principes, s'adressent donc efficacement aux maladies par altération de nutrition, et l'expérience a largement confirmé ces données thérapeutiques.

Il était plus que probable, en effet, que les troubles nutritifs étant dûs en fin de compte à des altérations du sang, ne pouvaient guérir que par la restauration des organes chargés d'élaborer ce liquide nourricier.

Voilà pourquoi les anémies de toute espèce, le lymphatisme, la scrofule et tant d'autres affections constitutionnelles, avec leurs manifestations variées, ne trouvent, en dehors de cette médication, rien qui puisse leur rendre des services équivalents.

Favoriser d'une part le mouvement de nutrition, contribuer au renouvellement des hématies, tout en diminuant la plasticité du sang, agir sur le système lymphatique et les glandes vasculaires, en faisant disparaître par résolution les obstructions qui les entravaient, n'est-ce pas replacer dans les conditions de nutrition physiologique et de rénovation normale des tissus, un organisme dévié ?

On peut voir, chaque année, comment disparaissent sous cette influence les engorgements ganglionnaires et ceux du tissu cellulaire, quel que soit leur siège : lorsque la tumeur ainsi constituée est encore unique ou multilobulée, que les ganglions qui la composent ne sont pas encore unis dans un stroma commun, la résolution s'opere plus vite ; elle a cependant lieu même au-delà de cette période, alors que la suppuration est établie. Les hypertrophies du foie et de la rate se modifient d'une façon analogue. Les indurations du testicule, l'obstruction des canaux déférents participent aussi largement aux bénéfices de la médication, comme les tuberculisations des organes génito-urinaires, et les chapelets mésentériques qui les accompagnent souvent. Il en est de même, à plus forte raison du carreau, dont la guérison s'obtient plus ou moins vite, mais presque toujours tant qu'il ne s'accompagne pas de fièvre continue.

Parmi les affections de la peau, celles qui sont pacifiques, et surtout les scrofulides, s'en trouvent bien. Les engelures, les éruptions vésiculeuses, l'eczéma de la face, des oreilles, du cuir chevelu, des narines, du périnée, du scrotum, des grandes lèvres, des seins, y sont avantageusement modifiés, et les insupportables démangeaisons qui les accompagnent disparaissent promptement.

Les muqueuses sont fréquemment le siège de boursouflements, d'indurations ou d'ulcérations justiciables du traitement.

La conjonctive, les glandes de Meibomius, les voies lacrymales sont souvent, durant la première et la seconde enfance, le siège d'inflammations qui peuvent compromettre gravement la vision ; la ténacité et la répétition de ces fluxions disparaissent, autant par la modification de la diathèse que par la médication topique. La muqueuse nasale, si rarement épargnée dans l'anémie lymphatique de croissance, est le siège d'ulcérations qui peuvent produire d'interminables suppurations avec ozéne et, parfois, déformation et affaissement du nez. Le même flux catarrhal peut envahir le conduit auditif, la trompe d'Eustache et la caisse du tympan. Ces accidents sont graves et, mieux que tout autre moyen, les eaux bromo-sodiques fortes *intus* et *extra* les conjurent.

La muqueuse des voies aériennes est fréquemment prise de catarrhe à répétition succédant à des éruptions cutanées diverses, le plus souvent eczémateuses et d'origine lymphatique. La cure bromo-sodique peut seule modifier ces lésions alternantes ; non-seulement elle y parvient, mais l'expérience a démontré qu'elle pouvait enrayer la phtisie torpide, cette expression terminale du lymphatisme exagéré. Les hémoptysies modérées dans le premier degré ne sont même pas une contre-indication, tant le bromure réfrène l'excitation réactionnelle.

Les catarrhes de la muqueuse génito-urinaire, tant chez l'homme que chez la femme, non-seulement guérissent bien, mais, avec eux, l'anémie, la stérilité, les troubles de la menstruation et les symptômes nerveux qu'ils tenaient sous leur dépendance. De même aussi se résolvent les indurations congestives du col ou du corps utérin ; les tumeurs hypertrophiques, myomes ou fibromes à forme sèche ou hémorrhagique. Ces derniers diminuent plus rapidement. Cette action si puissamment résolutive s'exerce également sur les annexes utérins, sur les tumeurs ovariques non cystiques, sur les engorgements péri-utérins, sur les inflammations chroniques des ligaments larges. Et les guérisons nombreuses de ce groupe d'affections augmentent chaque année la clinique gynécologique de Salins.

Le tissu cellulaire, chez les anémiques comme chez les lymphatiques, comme chez les syphilitiques, reste bien rarement indemne ; tantôt par une prolifération exagérée il engendre une obésité déplorable, tantôt il s'indure par îlot et produit des petits abcès qu'on peut confondre avec des gommes spécifiques. D'autres fois, ces abcès deviennent de vastes collections purulentes qui ne sont autre chose que les abcès froids, plus ou moins liés par extension du voisinage aux lésions périostiques ou osseuses. Cette transmission n'est cependant pas la règle, les tissus fibreux ou osseux d'ordinaire sont pris d'emblée, durant la période de croissance, et c'est le tissu spongieux des os qui est le plus fréquemment frappé : le corps des vertèbres, les têtes articulaires, les os du carpe et du tarse, les extrémités des côtes et du sternum. Dans une premiere période, les phénomènes fluxionnaires se traduisent par le gonflement et la déformation des épiphyses, simulant une demi-luxation avec perte partielle de mouvements. Puis les diaphyses s'incurvent, et si la médication n'intervient pas, tantôt le rachitisme se confirme, tantôt le mal de Pott surgit ; et quand à l'inflammation du tissu spongieux succède la carie et l'effondrement des travées osseuses, la scoliose commence, la tumeur blanche existe, l'abcès par congestion ne peut tarder. De même, survient la coxalgie. Toutes ces maladies osseuses et articulaires se trouvent bien du traitement bromo-sodique, à condition que l'articulation malade soit immobilisée tant que la douleur persiste. A ce prix, mais à ce prix seul, on peut compter sur de merveilleux succès.

Les exsudats plastiques des séreuses n'échappent pas à l'influence résolutive dont nous poursuivons l'étude. Une amélioration facile à constater s'obtient, alors que les révulsifs ne peuvent plus rien sur les fausses membranes des vieilles pleurésies, des péritonites anciennes, des péricardites. Dans les paralysies spécifiques occasionnées par des gommes, l'amendement est d'autant plus certain que la compression a eu moins le temps de détruire le tissu nerveux avant de disparaître. En même temps que cette action résolutive s'accomplit, le bromure impose le calme au système nerveux, tandis que le chlorure de sodium remonte l'organisme. Cette triple action fait bien comprendre ce qu'on peut demander à cette médication et ce qu'on en peut attendre. Aussi, lorsque MM. Felizet,

Hérard, Dujardin-Beaumetz, Ricord, etc., eurent proclamé le succès obtenu avec le bromure, l'emploi des eaux bromo-sodiques s'imposa en même temps dans le traitement du diabète d'origine nerveuse, et le succès confirma son opportunité, à condition toutefois d'exclure les diabètes maigres qui perdent trop rapidement de leur poids.

Cette esquisse à grands traits des indications principales sera facilement complétée. L'énumération sommaire des contre-indications achèvera le tableau d'ensemble.

On écartera toutes les maladies cancéreuses qu'une médication thermale, quelle qu'elle soit, précipite toujours. Les tuberculisations pulmonaires, autres que les formes torpides et apyrétiques, qui obéissent à la même règle ; les affections gastro-intestinales qui ne sont dues ni au lymphatisme ni à l'anémie.

Si les paralysies réflexes, celles qui sont liées à l'hystérie, celles qui proviennent de causes spécifiques, ont beaucoup à gagner à la médication, il faut d'autre part éliminer avec soin toutes celles qui résultent d'une hémorrhagie ou d'une altération de la substance nerveuse. Les paralysies infantiles, par arrêt de developpement et sans sclérose cérébrale, et les formes rhumatismales atrophiques ne partagent pas cet ostracisme.

L'adénie, cette sclérose généralisée de tout le système lymphatique, doit, pour être heureusement modifiée, n'avoir pas encore envahi les parenchymes, au moment de la cure.

On nous permettra de citer ici, après ce tableau très écourté de l'action thérapeutique des eaux de Salins, l'appréciation de l'un des maîtres incontestés de l'hydrologie médicale, le docteur Max. Durand-Fardel. Voici, en effet, comment s'exprime ce savant hydrologue dans une préface écrite pour l'ouvrage *Balarue-les-Bains, du Lymphatisme et de la Scrofule* par le Dr Planche :

« Tout cela était encore très peu connu en 1850. On « avait bien entendu dire qu'il y avait, de l'autre côté « du Rhin, des salines, celles de Creuznach, où l'on « obtenait de magnifiques résultats chez les scrofuleux. « Quelques malades privilégiés s'y rendaient de chez « nous, mais c'était tout. Salins-du-Jura, avec sa vaste « piscine et ses eaux-mères, permit enfin à notre pays « de connaître une médication dont les sujets d'applica- « tion sont si multipliés. Il convient de rappeler le nom « de M. de Grimaldi, qui a été le véritable fondateur de « cette belle station, à laquelle il a consacré une grande « partie de sa fortune.

« Depuis lors, l'emploi des chlorurées froides dans la « scrofule s'est étendu partout où se sont trouvées des « eaux salines et où celles-ci ont fourni des eaux-mères ; « celles-ci n'étant pas précisément une augmentation « de la médication, mais une adjonction précieuse. « *Salins-du-Jura est resté le type de cette médication*, non « pas pour l'honneur qui lui revient d'en avoir le pre- « mier doté notre pays, *mais pour ses conditions excep- « tionnelles de minéralisation et d'installation.* Cette « minéralisation, presque identique à celle de la mer « (Salins 26 gr., mer 30 gr.), présente un degré qui lui « assure toute l'efficacité nécessaire, sans atteindre le « chiffre énorme et exagéré de Salies-du-Béarn (258 gr.) « La médication de Salies, d'ailleurs mise en œuvre par « des mains très intelligentes, est assurément une médi- « cation très effective de la scrofule et très résolutive. « Mais je crois que la généralité des médecins sont « tombés, à son sujet, dans une erreur qu'ils auraient « dû laisser aux gens du monde, d'après laquelle un « médicament aurait d'autant plus d'efficacité qu'il serait « pris à plus haute dose (Durand-Fardel). »

IV

LA CURE A SALINS. — EMPLOI A DOMICILE DES EAUX-MÈRES ET DES EAUX TRANSPORTÉES

Ce qui précède suffit amplement pour faire saisir les maladies auxquelles s'applique le traitement par les eaux de Salins, et celles auxquelles il ne convient pas. Mais le malade ne saurait faire lui-même cette distinction : il doit donc se conformer aux sages conseils de son médecin, pour le choix de la station à laquelle il va demander la santé. Qu'il lui demande au départ une lettre pour le médecin des eaux auquel il préfère le confier ; cette lettre qui renseignera ce dernier sur la santé de son nouveau malade, lui rendra en outre le service de le prémunir contre l'influence des inévitables coteries locales, auxquelles il pourrait regretter plus tard d'avoir cédé. S'il vient à Salins, qu'il se munisse, même pour le mois de juillet, de vêtements un peu chauds ; dans les montagnes, les nuits et les matinées sont souvent fraiches, et les changements de température brusques. Le baigneur doit ne pas fuir les distractions ; il faut, pendant la cure, qu'il renonce, autant que faire se peut, aux préoccupations graves, qu'il laisse reposer son esprit et son corps. Cependant l'exercice est nécessaire, et doit être proportionné aux exigences de la santé de chacun. Les excursions à faire soit en voiture, soit à pied, abondent, mais il faut éviter la fatigue ; et chaque saison, quelques cures sont compromises par des imprudences. Il est donc bien nécessaire de ne pas céder aux entraînements, et de ne pas s'exposer à perdre ainsi le bénéfice du traitement.

A peine est-il besoin de rappeler que le régime alimentaire doit être surveillé ; des repas réguliers, une alimentation substantielle et variée, voilà la règle, mais elle doit être modifiée suivant les cas et sur l'avis du médecin. — Tout ce qui précède ne pouvant suppléer à une direction médicale dont on ne se prive pas impunément, il est d'ailleurs inutile d'entrer dans plus de détails qui ne sauraient jamais s'appliquer à un cas particulier.

Le baigneur, après la cure, devra rentrer chez lui, ou séjourner à la campagne dans le repos, s'il le peut. — Il devra toujours s'abstenir, environ pendant six semaines, de tout traitement et particulièrement de bains. — J'ai vu bien des fois des malades quitter Salins pour aller au bord de la mer continuer, disent-ils, la cure commencée à la station. — Je puis affirmer que cette pratique donne de mauvais résultats, et qu'en pareil cas, il faut se contenter de respirer l'atmosphère maritime, et s'abstenir de tout autre traitement. — Lorsque la cure thermale a amené ce qu'on appelle la saturation, tout ce qu'on peut faire ensuite est nuisible, et le repos urgent que je recommande, s'applique aussi bien à la continuation trop prolongée de la cure. Il faut laisser à l'économie le temps d'utiliser et d'éliminer les principes nouveaux dont elle est imprégnée ; c'est pourquoi dans les cas où il est vraiment pressant d'obtenir, dans le moins de temps possible, une modification très profonde, il faudra, pour pouvoir faire deux saisons dans l'année, se rendre à la station de très bonne heure, et mettre entre les deux saisons qu'on pourra faire, un long intervalle. — Cette règle ne souffre pas d'exception, et l'enfreindre est s'exposer bénévolement à des fatigues au moins inutiles, souvent périlleuses, et qu'il est facile d'éviter. — Il vaudrait certainement mieux, quand on ne pourra pas s'y conformer, ne faire qu'une demi-saison la deuxième fois, puis achever à domicile la série de bains commencée, à l'aide des sels d'eaux-mères, dont l'emploi est si facile et rend de si grands services, pour achever la médication à domicile ou la reprendre de façon à ne pas perdre, d'une année à l'autre, les résultats obtenus.

C'est ici le lieu de parler des services considérables que l'on peut attendre de l'emploi judicieux, chez soi, des eaux de la source, des eaux-mères et des sels de Salins.

Bien que cette médication ne puisse pas remplacer la cure faite à la station, dans une foule de cas elle peut donner des résultats qu'on attendrait en vain des ressources pharmaceutiques.

Administrée en boisson, l'eau de la source est efficace dans tous les cas où il faut une médication reconstituante. Les anémies de quelque origine qu'elles soient, les chloroses, et tous ces états de débilité, si nombreux aujourd'hui, sont avantageusement modifiés par son usage ou sous son influence, les fonctions se réveillent et leur activité renaît. L'appétit augmente et le sang s'enrichit.

Mais pour obtenir ces bons effets, il faut que l'administration soit bien dirigée. Les doses varient avec la tolérance des voies digestives — et généralement il vaut mieux rester en deçà que d'aller au delà ; — on commencera par un quart de verre, deux fois par jour, une demi-heure avant les repas, puis on ira progressivement jusqu'à deux verres entiers. Quelques malades en supportent davantage, mais aussitôt qu'il apparaît de la paresse dans les digestions, ou de la sécheresse de la peau il vaut mieux se reposer, et reprendre à doses moins fortes. Il est difficile de donner la règle à suivre, et le mieux sera de s'en rapporter à son médecin. Ce moyen puissant de relèvement n'empêche pas l'usage simultané des préparations pharmaceutiques.

Dans certains cas, où l'on a plutôt besoin d'instituer une médication altérante, c'est-à-dire une médication qui agisse non-seulement sur les liquides de l'économie, mais encore sur les solides, de même que dans ceux où l'eau de la source est mal tolérée, on se trouvera très bien d'employer en boisson les eaux-mères à doses fractionnées, en dilution dans de l'eau simple.

On devra commencer par une cuillerée à café d'eaux-mères, dans un demi-verre d'eau de fontaine, deux fois par jour, et augmenter progressivement. Chez des malades à surcharge graisseuse, ce mode d'emploi donnera toujours de bons résultats.

Les eaux-mères de Salins sont non moins importantes pour l'usage externe, en compresses, ou en injections. En compresses, elles contribuent puissamment à résoudre les engorgements ganglionnaires ou parenchymateux ; ces applications faites à l'aide de compresses de linge fin imbibées et exprimées environ tous les quarts d'heure, doivent, selon les cas, rester au contact des parties à modifier, plus ou moins longtemps. Dans les engorgements ganglionnaires ou viscéraux, de deux à quatre heures par jour, sur les plaies et les ulcérations atoniques moins longtemps, et en commençant par en atténuer la force par l'addition d'eau simple. Ce moyen contribue puissamment à résoudre les ganglions cervicaux inguinaux ou autres, à réduire le volume du foie, de la rate, engorgés ; celui des fibrômes utérins et des dépôts plastiques, restes des inflammations du petit bassin ou d'autres régions. Dans les affections osseuses, l'injection des eaux-mères dans les trajets fistuleux, remplace avantageusement la teinture d'iode et la liqueur de Villate, sans produire une réaction aussi intense. Enfin les eaux-mères et les sels sont employés pour faire à domicile des bains médicamenteux gradués, dont l'efficacité n'est plus à démontrer (1). Grâce à l'ensemble de ces moyens, grâce à l'abaissement considérable du tarif, opéré par la Compagnie qui vient d'acquérir notre station, ces ressources sont à la portée de tous, et rendront en dehors de la saison, comme à ceux qui ne peuvent venir à Salins, des services considérables qui, s'ils ne peuvent égaler les résultats obtenus sur place, les continueront pour les uns, et fourniront aux autres une ressource précieuse. Pour la composition de ces bains, elle devra varier suivant les cas, et il suffira au médecin qui la prescrit de savoir qu'à Salins notre échelle varie depuis le bain simple composé d'eau de la source, jusqu'au même bain additionné de trente litres d'eaux-mères, pour une baignoire de deux hectolitres. D'après cela il sera toujours facile de composer les bains soit avec les sels, soit avec les eaux-mères, soit avec les deux. (Voir au tarif, page 28.)

(1) Voici le tableau du Bain de Salins à domicile pour un adulte :

Sels d'eaux-mères. ..	Moyenne :	6 kil.	Maximum	10 kil.
Sel gris commun.....	—	4 kil.	—	8 kil.
Eaux-mères..........	—	5 lit.	—	10 lit.
Eau chaude naturelle............		2 hectolitres.		
Moyenne de la température......		28° à 35°.		
— de la durée...........		10 à 45 minutes.		

Ces quantités doivent diminuer pour les enfants, proportionnellement à leur âge et à la quantité d'eau contenue dans la baignoire.

Ainsi composé, le bain restera dans la baignoire et pourra servir trois à quatre fois à la même personne, sans inconvénient, après avoir été réchauffé chaque fois. Le cylindre est le chauffage le plus simple dans ces cas.

Quant à moi, je ne veux pas terminer cette notice sans prémunir les baigneurs contre l'excès de zèle, partout nuisible, mais vraiment dangereux quand il s'agit d'une médication puissante, dont la tolérance doit être obtenue par une graduation variable avec chaque malade et sous la surveillance du médcin.

Dr F. GUYENOT,

Médecin honoraire des Hôpitaux de Lyon, à Salins, durant la Saison.

APPENDICE

LA VILLE DE SALINS

(Climat, principales Excursions)

La ville de Salins (5,600 habitants), à 400 kilomètres de Paris, dont le trajet se fait en 7 heures 1|2 (ligne de Paris-Lyon-Méditerranée), à 345 mètres au-dessus du niveau de la mer, occupe une gorge étroite et profonde, au milieu d'un site alpestre d'un caractère assez saisissant, encaissée entre deux hauteurs escarpées, la montagne Saint-André et la montagne de Belin, que dominent deux forts. Elle forme ainsi un défilé traversé par une rivière dont le nom indique suffisamment le caractère, la *Furieuse*, et sert de passage pour se rendre en Suisse et en Italie.

Très ancienne ville, elle rappelle encore, par l'architecture de quelques maisons, l'occupation de la Franche-Comté par les Espagnols.

Son climat, comme celui de tout le Jura, offre les caractères des climats dits de *montagne* ; hivers froids et prolongés, étés chauds et courts. Les vents du sud et du sud-ouest, en amoncelant les vapeurs sur les sommets, amènent la pluie, à moins que ces vapeurs ne soient chassées à temps par les vents du nord et du nord-ouest. Le vent dominant à Salins souffle du nord-est ; on le nomme le *Juran*. Pendant le printemps, l'hiver et l'automne, il est froid ; pendant la saison, c'est-à-dire pendant l'été, il est très agréable en ramenant la fraîcheur. La saison est généralement fort belle à Salins, depuis la fin de mai jusqu'aux premiers jours d'octobre et permet de faire presque tous les jours quelque promenade aussi salutaire qu'agréable, dans les environs de la ville.

Les principales promenades sont :

Le *Fort Belin* et le *Fort Saint-André*, couronnant chacun une des montagnes au milieu desquelles est assise la ville.

La *Vallée de Pretin*, que les baigneurs peuvent aller visiter indistinctement à pied ou en voiture. Cette promenade consiste à faire le tour de la montagne du *Château*.

Le *Mont Poupet*, à 853 mètres au-dessus du niveau de la mer ; de son sommet, le touriste peut voir non-seulement le Val d'Amour, mais les cîmes des Alpes et les principales montagnes de la Suisse.

Le *Gour de Conches* ; la saline d'*Arc* ; l'Eglise de *Senans* et le *Château de Roche* ; Alaise (l'ancienne Alésia des Commentaires de César), où il existe 20.000 tumulus, dont une très faible partie seulement a été explorée.

Le château de *Nans*, ancienne demeure du marquis de Mounier, père de Sophie, amie de Mirabeau ; la source du *Vernau*, la cascade du *Lizon*, le *Creux-Billard*, la *Grotte Sarrazine*, dont la voûte, à son point culminant, a près de 200 mètres de hauteur ; le *Pont-du-Diable* et les ruines du *Château-Sainte-Anne* ; *Arboïs*, les *Grottes des Planches* et la *Châtelaine* ; la *Tour de Vadans*, la cascade de *Sirod*, les sources de l'*Ain*, les grottes d'*Oxelles*.

Enfin les forêts de sapins d'Arc-sous-Montenot, de Villeneuve et de la Joux, à environ 16 kilomètres, et où l'on peut se rendre soit en chemin de fer, en descendant à La Joux, ligne de Pontarlier, ou bien à Boujailles, soit en voiture, ce qui est plus agréable. Cette excursion, qui est certainement une des plus intéressantes, laissera aux touristes un souvenir ineffaçable, et aux baigneurs qui viennent demander la santé aux eaux de

Salins, la certitude que nulle part l'air n'est plus pur et plus vivifiant, plus chargé d'aromes fortifiants que dans ce coin si pittoresque du Jura.

Pour toutes ces excursions, dont la plupart peuvent se faire à pied, pour le plus grand profit de la santé et le plus grand agrément du touriste, les moyens de transport ne manquent pas : outre le chemin de fer, les voitures de louage sont nombreuses à Salins, nombreux les chevaux et plus nombreux encore les beaux ânes, montures modestes mais solides, au coquet harnachement, et qui font la joie de la colonie enfantine. On dit même que Pretin est le pays des ânes, et la tradition met dans la bouche de l'un de ses indigènes la réponse fameuse : « Oui, Pretin est le pays des ânes, mais il y en passe plus qu'il n'y en reste. » Enfin, pour tout dire, Salins n'a voulu rester en retard d'aucun progrès, et l'on y trouve même une maison de location de vélocipèdes !

L'Etablissement Thermal

L'Etablissement des bains, fondé en 1858, est situé au centre de la ville, au pied de la montagne Saint-André. Il a été construit sur le lieu même de la source, ou plutôt des trois sources qui se réunissent en une seule, sous les constructions, à 85 marches au-dessous du sol. Une roue hydraulique, mûe par la Furieuse, monte l'eau et la distribue dans les diverses parties de l'établissement, où elle est chauffée au moyen de la vapeur pour le service des bains. En outre un vaste réservoir extérieur est en communication avec l'Etablissement. Il est construit de telle sorte que les tuyaux de conduite forment une branche d'un syphon, dont la seconde branche est formée par une tour élégante, bâtie dans l'Etabliseement, à la partie supérieure de laquelle l'eau est également amenée de la source souterraine par le moteur hydraulique. Cette tour est haute de 45 pieds, ce qui donne une chute très suffisante à l'eau devant servir à l'usage des douches. On peut d'ailleurs graduer la force de projection, au moyen d'un jeu de robinets. Il y a quatre cabinets de douches, deux pour les hommes, deux pour les femmes ; on peut doucher dans les quatre cabinets à la fois. Les salles de bains, au nombre de cinquante-cinq, sont spacieuses, commodes, garnies de baignoires, soit en marbre du Jura, soit en fonte émaillée (pour les bains sulfureux, par exemple) ; le service est donc facile et rapide. De plus, chaque cabinet de douches communiquant avec un cabinet de bain, les malades peuvent, sans traverser de couloirs et sans s'exposer au froid, passer de la douche au bain ou du bain à la douche.

Les eaux-mères sont amenées de la saline de Salins située dans la ville, à une petite distance de l'Etablissement thermal, par des conduits, dans deux grands réservoirs en plomb. Elles sont ajoutées, suivant les besoins, en quantité variable, à l'eau des bains, afin d'amener la minéralisation au degré prescrit par le médecin.

Mais ce que l'Etablissement présente de plus remarquable, c'est une piscine, une des plus vastes qui existent. Cette piscine, tout en marbre blanc, dans lesquelles on descend à l'aide de huit marches disposées sur un tiers seulement de sa circonférence, est placée dans un pavillon en forme de dôme, d'une élévation de 12 à 14 mètres ; elle est éclairée par en haut. Le toit est supporté par douze colonnettes légères, entre lesquelles sont disposés des divans recouverts de cuir, dans la partie qui n'est pas occupée par les dix-sept cabinets qui s'ouvrent tout autour. La piscine a 12 mètres de diamètre, sur une profondeur de 1 mètre 30 ; les 86.000 litres d'eau saline chaude et froide mélangée qu'elle renferme, et que deux tritons renouvellent sans cesse, permettent d'y nager parfaitement. Suivant les heures, elle est à la disposition des hommes ou réservée aux dames. On comprend de quelle utilité cet exercice de la natation, dans une eau salée maintenue à 30° environ, est pour la généralité des malades qui viennent se faire traiter à Salins, et surtout pour les enfants, qui y sont si nombreux.

Déjà, en 1882, le docteur Durand-Fardel, écrivait ; « L'Etablissement thermal est parfaitement installé. Les engins les plus perfectionnés de la balnéo-thérapie s'y trouvent réunis. » Depuis cette époque, cet outillage balnéaire, sans cesse renouvelé et perfectionné, n'a pas cessé d'être tenu au courant de tous les progrès, faisant de l'Etablissement de Salins de véritables Thermes modèles.

Grand Hôtel des Bains

En créant l'Etablissement que nous venons de décrire, le fondateur de la station, M. de Grimaldi, a eu soin d'y annexer un hôtel véritablement somptueux et digne en tout de l'œuvre qu'il voulait créer. Les chambres particulières, tendues de perse, les salons de conversation et de lecture, la salle à manger la bibliothèque, sont meublés non-seulement avec confortable, mais avec luxe. Sous une habile direction, la table, excellente et substantielle, la cave parfaite, assurent les baigneurs du régime réconfortant qui fait partie du traitement. Ce confort a coûté sans doute beaucoup à son auteur ; mais les malades lui en savent gré : Salins est un séjour où l'on se plaît et où l'on aime à revenir ; on est toujours sûr d'y trouver bonne compagnie.

Casino

Nouvellement construit par la Compagnie propriétaire des Thermes, ce Casino, des plus coquets, est situé dans un joli parc, sur le bord de la Furieuse, avec une belle terrasse, d'où l'œil découvre un panorama merveilleux. Il présente le plus grand confortable et toutes sortes d'attractions : Salles de spectacle, de danse et de lecture, café, jeux de toute espèce. Une excellente petite troupe d'opéra-comique et d'opéra y donne plusieurs représentations par semaine. En outre, il y a concert tous les jours à quatre heures et tous les soirs à huit heures et demie, dans le Kiosque du Casino. Grands bals tous les samedis et tous les dimanches. Bals d'enfants, tous les jeudis, à trois heures.

BAINS ET DOUCHES

HYDROTHÉRAPIE

TARIF:

Bain simple d'Eau de la Source........................	1 f. 50
Bain d'Eau de la Source avec addition d'Eaux-Mères jusqu'à concurrence de 30 litres....................	2 »
Supplément en plus de 1 à 5 litres d'Eaux-Mères......	» 20
Bain de siège..................................	» 75
Bain de pieds d'Eau de la Source..................	» 75
Bain de piscine ou de natation en eau courante........	» 75
Bain à l'hydrofère..............................	2 »
Table de pulvérisation............................	1 50
Douche d'Eau de la Source, Douche Ecossaise, Douche circulaire, etc..............................	1 50
Douche nasale..................................	» 60
Douche ascendante..............................	1 »

PRIX DU LINGE

Un Fond de Bain................................	» 20
Un Peignoir....................................	» 20
Une Serviette...................................	» 10
Une Robe de Flanelle............................	» 30
Caleçon de Bain pour Hommes.....................	» 10
Costume de piscine pour Dames...................	» 50

VENTE A LA SOURCE

Eau de la Source................................	» 40
Eaux-Mères....................................	» 40

EXPÉDITIONS

Sels d'Eaux-Mères, en vrac..................le kilo.	1 »
— ....le flacon.	1 »
Eaux-Mères par bonbonne, le litre, verre en plus.......	» 40
Eau de la Source................................	» 60

Les Eaux et Sels d'Eaux-Mères

SE TROUVENT

dans toutes les bonnes pharmacies et chez les Marchands d'Eaux Minérales

GRAND HOTEL DES BAINS

SITUÉ DANS LE

JARDIN DE L'ETABLISSEMENT

Le seul qui soit à la portée du traitement

ALON DE LECTURE ET DE CONVERSATION

SALON DE JEU, SALLE DE BILLARD

CAFÉ, GYMNASE, etc. — CONCERTS ET THÉATRE

Chambres de...................... 2 fr. 50 à 10 fr.
Bougies et service............................ 1 »

Prix de la Table d'hôte

Déjeuner et Dîner (vin compris)............... 7 »

Les enfants au-dessous de 6 ans paient moitié.

Chambre de domestique......................... 1 50
Nourriture.................................... 3 50

Le déjeuner a lieu à 11 heures; le Dîner à 6 heures

RESTAURANT A LA CARTE A TOUTE HEURE

L'omnibus de l'Etablissement des Bains stationne à la gare à l'arrivée de chaque train.

Le chemin de fer de Lyon, au départ de Paris, conduit à Salins en 7 heures 1|2.

Du 15 Mai au 20 Juin et pendant le mois de Septembre, diminution sur les prix

CHEVAUX, ANES, VOITURES POUR PROMENADES

CASINO

PRIX D'ENTRÉE ET ABONNEMENTS :

CASINO seul	1 personne	**15** fr.
	2 »	**25** »
	3 »	**35** »
CASINO et THÉATRE	1 personne	**35** fr.
	2 »	**65** »
	3 »	**95** »

THÉATRE : **3** fr., y compris l'entrée du Casino.

TABLE DES MATIÈRES

www.ingramcontent.com/pod-product-compliance
Ingram Content Group UK Ltd.
Pitfield, Milton Keynes, MK11 3LW, UK
UKHW021028260726
13994UKWH00005B/2024

9 782329 338101